FACULTÉ DE MÉDECINE DE MONTPELLIER

DE L'UTILITÉ

DE LA

PATHOLOGIE GÉNÉRALE

PREMIÈRE LEÇON

DU

COURS DE PATHOLOGIE ET DE THÉRAPEUTIQUE GÉNÉRALES

(22 AVRIL 1868)

PAR A. CASTAN

Professeur agrégé à la Faculté de médecine, Membre de l'Académie des sciences
et lettres, Vice-Président de la Société de médecine et de chirurgie pratiques,
ancien Chef de clinique médicale, etc.

CHARGÉ DU COURS

MONTPELLIER

IMPRIMERIE TYPOGRAPHIQUE DE GRAS

M DCCC LXVIII

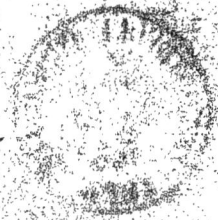

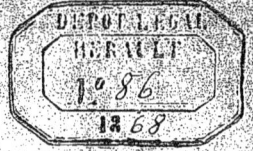

FACULTÉ DE MÉDECINE DE MONTPELLIER

DE L'UTILITÉ

DE LA

PATHOLOGIE GÉNÉRALE

PREMIÈRE LEÇON

DU

COURS DE PATHOLOGIE ET DE THÉRAPEUTIQUE GÉNÉRALES

(22 AVRIL 1868)

PAR A. CASTAN

Professeur agrégé à la Faculté de médecine , Membre de l'Académie des sciences
et lettres, Vice-Président de la Société de médecine et de chirurgie pratiques,
ancien Chef de clinique médicale, etc.

CHARGÉ DU COURS

MONTPELLIER

IMPRIMERIE TYPOGRAPHIQUE DE GRAS

—

M DCCC LXVIII

DE L'UTILITÉ

DE LA

PATHOLOGIE GÉNÉRALE

MESSIEURS,

Il y a un an, à pareil jour, M. le professeur Jaumes
ouvrait son cours au milieu de vos applaudissements,
et, soutenu par votre sympathique attention, il conti-
nuait ensuite, avec l'ardeur que vous admiriez chez lui,
à vous initier aux mystères si ardus de la pathologie
générale. Vous espériez, et nous espérions avec vous,
le retrouver encore dans cette chaire qu'il occupa
avec un éclat sans égal pendant près de vingt années.
Un coup imprévu est venu frapper le Maître que nous
entourions tous de notre affection et de notre respect,
et j'ai reçu le périlleux honneur de vous enseigner
à sa place, pendant ce semestre, la pathologie et la

thérapeutique générales. J'aurais aimé, dans ce premier entretien, à faire revivre devant vous cette figure si noble et si sympathique, à retracer la vie de cet homme de bien, chez lequel on ne savait ce qu'il fallait le plus admirer, ou de l'excellence du cœur ou de la puissance de l'esprit : un sentiment que vous comprendrez m'arrête. Mais, si cet hommage ne peut être rendu que plus tard à M. Jaumes, il me sera au moins permis de donner aujourd'hui un témoignage public de ma reconnaissance à celui qui fut mon Maître, et qui m'avait honoré d'une bienveillance toute particulière. J'oublierai pour un instant que je suis chargé de continuer l'enseignement de M. le professeur Jaumes, je laisserai la Faculté de médecine de Montpellier pleurer la perte d'un de ses membres les plus éminents, la science déplorer la mort d'un de ses représentants les plus illustres; je me rappellerai seulement que, comme vous, je me suis assis sur ces bancs, et c'est, dès lors, au nom des anciens disciples, de M. Jaumes, en votre nom, que je proclamerai bien haut la douleur que nous éprouvons tous d'être à jamais séparés d'un Maître dont nous avions apprécié tout le dévouement à son œuvre, toute la bienveillance à notre égard. Je m'assure, Messieurs, que je ne serai démenti par aucun d'entre vous.

Vous savez, Messieurs, comment M. Jaumes comprenait et enseignait la pathologie générale, avec quelle profondeur et quelle verve il abordait les problèmes les plus difficiles de cette science. J'ai cru qu'il fallait laisser à cet enseignement sa puissante originalité, qu'il était bon que son souvenir restât intact dans vos esprits; et, du reste, pourquoi le tairais-je? en suivant la voie tracée par M. Jaumes, j'aurais craint un parallèle dans lequel je ne pouvais que succomber. Ainsi j'ai été amené à détacher un chapitre spécial et nettement déterminé de la pathologie générale, qui, s'il ne prête pas autant aux larges développements, n'en est pas moins des plus riches en enseignements pratiques, et je me suis décidé à étudier avec vous la séméiologie.

Mais cette détermination n'en laisse pas moins subsister pour moi l'obligation de vous exposer les principes qui me guideront dans cet enseignement : puisque nous sommes destinés à passer quelques mois ensemble, je vous dois de vous faire connaître la manière dont je comprends la pathologie générale, l'idée que je me fais de cette science si large et si féconde, et, avant tout, j'ai le devoir de dissiper les objections et les doutes qui pourraient s'élever dans vos esprits sur son utilité.

L'utilité de la pathologie générale a été, en effet, niée par des esprits dont je suis loin, du reste, de méconnaître la haute valeur. Je pourrais à la rigueur négliger ces accusations, profiter de la leçon consignée dans la fable du Boccalini, citée par Voltaire, et dont vous vous souvenez peut-être : « Un voyageur était

importuné dans son chemin du bruit des cigales; il
s'arrêta pour les tuer, il n'en vint pas à bout et ne fit
que s'écarter de sa route. Il n'avait qu'à continuer
paisiblement son voyage ; les cigales seraient mortes
d'elles-mêmes au bout de huit jours. » Mais je ne puis
pas oublier que c'est à des élèves que je m'adresse,
que je ne dois laisser subsister dans leur esprit le
moindre doute sur l'utilité de la science que je suis
chargé de leur enseigner ; aussi bien, j'espère pouvoir
le faire sans me dévier de mon chemin, et peut-être
sera-t-il rendu plus facile quand nous l'aurons déblayé
de tous les obstacles qu'il présente.

Les différentes branches des sciences médicales ne
peuvent avoir qu'un but : rendre plus facile et plus
complète la pratique de notre art. « En médecine,
disent MM. Béclard et Axenfeld, la science sans l'art
n'existe que de nom. Depuis les plus humbles consta-
tations jusqu'aux généralisations les plus osées, tout
converge vers l'application. La recherche du vrai n'y a
d'autre but que la réalisation de l'utile, et, si l'on y per-
fectionne les doctrines, c'est afin d'améliorer la pratique. Ce que la science médicale emprunte aux autres
sciences, elle le fait aboutir à la thérapeutique. La
thérapeutique, voilà le terme à atteindre, la consé-
cration à acquérir[1]. » « La thérapeutique, avait déjà
dit M. Anglada, est à la pathologie ce que la consé-

[1] Béclard et Axenfeld, *Rapport sur les progrès des sciences
médicales.*

quence est à la prémisse, ce que la conclusion est au principe. Elle n'est, à proprement parler, que la pathologie appliquée. Vous ne serez donc pas surpris de voir ces deux sciences jumelles marcher toujours côte à côte, se prêter un mutuel secours, accepter la vérification d'un contrôle réciproque[1]. » La pathologie générale, comme sa sœur la pathologie spéciale, doit tendre vers le même but : à elle appartient la mission de vous enseigner les principes qui vous dirigeront dans la pratique de votre art, de vous donner un guide qui puisse vous conduire sûrement au milieu des difficultés imprévues que vous rencontrerez sur votre route.

Voilà son but; quel est son objet, quels sont les moyens qu'elle emploie pour arriver à ses fins? Examinons cette question, dont la solution nous aidera à démontrer l'utilité et la nécessité de la pathologie générale.

Deux sortes d'actions se passent dans le corps vivant : hygides ou morbides, elles sont du même ordre et relèvent des mêmes puissances actives. La physiologie a pour objet l'étude des phénomènes de la santé; à la pathologie appartiennent les faits de la maladies : deux sciences qui ne sont elles-mêmes que

---

[1] Ch. Anglada, *de la Pathologie; de son objet, de son but et de ses principes*, p. 13.

des branches d'une science plus vaste, et comprenant
l'histoire de l'homme envisagé sous toutes ses faces,
l'anthropologie.

Les faits morbides eux-mêmes varient à l'infini ;
une pneumonie est bien loin d'une fracture, une
luxation d'une chlorose. Étudiés dans les phénomènes
spéciaux qui les caractérisent, classés et séparés de
ceux avec lesquels ils n'ont aucune affinité, ces faits
constituent les espèces morbides, espèces qu'on ne
saurait en aucune manière assimiler à leurs analogues
en botanique ou en zoologie, puisque celles-ci sont
des êtres possédant des caractères nets et déterminés,
tandis que celles qui sont l'objet de nos études ne sont
que des modalités d'un être, modalités contingentes
et variables, comme tout ce qui appartient au domaine
vital. Les espèces morbides sont étudiées par la pathologie spéciale, interne ou externe. « Apprendre à
distinguer entre elles les maladies, apprécier les différences réelles qui les séparent au milieu des ana-
logies apparentes qui les rapprochent, fixer l'ordre de
dépendance qui lie les uns aux autres leurs phénomènes constitutionnels, en un mot déterminer leur
nature : telle est, dit M. Anglada, la part que s'est ré-
servée la pathologie spéciale dans l'œuvre collective
des sciences médicales [1]. »

Autre est l'œuvre de la pathologie générale. Elle
s'empare des qualités communes à chaque maladie,

---

[1] Anglada, *loc. cit.*, p. 14.

elle oublie les différences qui séparent les espèces morbides pour ne se rappeler que les caractères communs qui les relient ; en un mot, elle étudie la maladie et non les maladies. Le *morborum omnium modus unus* d'Hippocrate, voilà son domaine. Quelques esprits, trop attachés à l'étude des phénomènes, objecteront sans doute que c'est là de l'abstraction, et que cette opération de l'esprit doit être à jamais bannie de l'étude des sciences médicales. A ceux-là nous rappellerons les pages éloquentes de Fr. Bérard, affirmant, avec une puissance de langage qu'on admire, la nécessité de l'abstraction. « Quand même, dit-il, les médecins du monde entier, égarés par une philosophie toute phénoménale, et dont je n'ose pénétrer le secret mobile, proscriraient momentanément toute abstraction et ne voudraient rien voir hors du matériel des organes et des phénomènes tangibles des maladies, nous n'en demeurerions pas moins fermes dans nos principes et dans nos habitudes logiques. Ces préjugés passeront comme une ombre; ils sont le résultat d'opinions étrangères, transportées dans notre art, et qui déjà menacent ruine de tout côté. Ce n'est pas la première fois que la médecine a été altérée par une philosophie décevante, et l'École de Cos a survécu à d'aussi grandes et à de plus grandes révolutions encore [1]. » M. Jaumes a dit ailleurs : « Quand les physiciens traitent de la pesanteur, ab-

[1] F. Bérard, *Discours sur le génie de la médecine*, p. 58.

straction faite du poids de tel corps; quand le chimiste considère les traits communs aux affinités, ils font de la physique, de la chimie générales. Tels sont aussi, dans un autre ordre de travaux, les philosophes, qui cherchent le beau, le juste, le bon abstraits, d'après les notions tirées des cas particuliers où se trouve la qualité de beauté, de justice, de bonté [1]. »

Il doit donc nous être permis, à nous aussi, d'abstraire les qualités communes à toutes les maladies et de les étudier : c'est là l'objet principal de la pathologie générale, qui, dès lors, peut être définie, avec M. le professeur Jaumes, la science de la maladie, la science des problèmes communs à toutes les espèces morbides ou à plusieurs d'entre elles; définition à peu près semblable à celle de Cabanis, pour qui la pathologie générale est la méthode générale servant à la connaissance des maladies, et à celle de M. Andral, qui regarde cette science comme ayant pour objet l'établissement des principes qui doivent nous guider dans l'étude des maladies.

La maladie, que nous n'avons ni besoin ni envie de définir, persuadé que nous sommes qu'il en est de ce terme comme de tant d'autres expressions qu'on obscurcit d'autant plus qu'on cherche davantage à les éclairer, et que mieux vaut, dès lors, accepter sans

---

[1] Jaumes, *Caractères et utilité de la pathologie générale.* (*Montpellier médical,* t. II, p. 395.)

discussion et sans commentaire la signification qu'a
léguée la grande tradition de tous les âges ; la maladie, disons-nous, est produite par l'action de causes
diverses, internes ou externes. Elle donne à son tour
naissance à des désordres matériels ou fonctionnels.
Le médecin, reprenant en sens inverse l'action de la
cause, cherche à combattre son effet, à rétablir l'or·
ganisme dans son état primitif ; il réussit ou il échoue
dans ses efforts, et le malade meurt ou revient à la
santé. Tel est, dans son expression la plus abrégée,
le tableau de toute maladie se déroulant sous nos
yeux. Des causes produisant une impression générale
ou locale, se manifestant par des symptômes et des
lésions variables ; un traitement dirigé contre le trouble
apporté dans l'organisme : voilà ce que nous avons à
considérer.

Reprenons chacun de ces points. L'étiologie doit
être le premier sujet d'études de la pathologie générale, étude féconde entre toutes, sans laquelle, comme
le disait Fernel, on ne peut jamais s'élever au-dessus
d'un grossier empirisme, et dans laquelle, suivant
Zimmermann, réside la philosophie de la science. C'est
elle, en effet, qui éclaire des lumières les plus vives
la théorie aussi bien que la pratique de notre art ; c'est
elle qui recherche et nous fait connaître la cause des
phénomènes vitaux ; qui, en clinique, nous permet
d'affirmer l'identité de symptômes au premier abord
très-dissemblables, et d'établir ainsi les indications pri-

mordiales dans le traitement des maladies. La pathologie générale a ici un beau rôle à jouer. C'est à elle à prouver que la causalité en médecine ne repose pas sur les mêmes principes que la causalité dans le domaine des sciences physiques ; c'est à elle à nous démontrer l'existence de ces deux facultés du système vivant : d'une part, sa spontanéité; de l'autre, sa résistance dans certains cas à l'influence des agents extérieurs, amenant comme conséquence nécessaire la contingence des phénomènes vitaux. C'est à elle à nous faire voir qu'en médecine on ne saurait raisonner, suivant les expressions de Fr. Bérard, « avec des idées aussi absolues, aussi positives, que s'il était question de la poudre à canon ou de tout autre effet mécanique. » Ainsi, avec l'aide de la pathologie générale, l'étiologie sera établie sur ses véritables bases; dès lors, constituée dans ses principes, elle abordera l'étude particulière des causes qui se disputent une influence plus ou moins profonde sur le système vivant : hérédité, tempérament, climats, saisons, constitutions médicales, habitation, alimentation, etc.

La maladie, une fois constituée, une fois produite par l'action des causes internes ou externes, devient le second objet d'étude de la pathologie générale. Ici, cette science a tout d'abord à s'occuper de ces grands problèmes, si féconds en applications pratiques, de l'état et de l'acte morbides, de l'affection et de la maladie. Elle démontre l'existence de l'impression générale donnant naissance aux phénomènes manifestateurs, symptômes et lésions. Elle insiste sur la pérennité de ces dogmes, admis par tous les vrais praticiens de tous les âges, et, en présence de cette immutabilité dans le dogme, elle montre l'étude du phénomène s'agrandissant, se perfectionnant et se développant tous les jours.

C'est ici que trouve sa place la séméiologie, cette étude dont le Père de la médecine avait posé les fondements, que cultivèrent après lui les grands esprits de tous les siècles, Galien, Arétée, Cœlius Aurelianus, A. de Tralles, et, plus près de nous, Vallesius, Duret, Hollier, Leroy, Baillou, Sydenham, Stoll, Baglivi, puis Double, Landré-Beauvais, et qui a reçu dans l'époque contemporaine un développement bien fait pour frapper d'admiration quand on assiste à cette marche sans cesse ascendante. « Que de signes, dit M. Chauffard, la science contemporaine a amassés et contrôlés pour atteindre à la perception des moindres désordres fonctionnels, des moindres lésions de structure ! La plus savante analyse a fouillé, précisé, classé tous les désordres de la matière organique. L'analyse a même été d'autant plus avant dans ce sens, qu'elle s'était proposé cette recherche du fait sensible pour but unique, et que les découvertes qu'elle espérait ou entrevoyait devaient, dans sa pensée, servir de fondement à une rénovation entière de l'édifice scientifique. Aussi que d'ardeur et quelle moisson [1] ! » Faut-

---

[1] Chauffard, *Principes de pathologie générale,* p. 371.

il, en effet, montrer l'observation se complétant chaque jour par les découvertes de procédés et d'instruments nouveaux, pendant que l'expérimentation ouvre une voie non moins féconde aux recherches des hommes avides de tout connaître et ambitieux de dérober à la nature ses secrets? Voyez le diagnostic des maladies de poitrine acquérant une certitude en quelque sorte mathématique, et le stéthoscope forçant le poumon et le cœur à nous dévoiler leurs lésions les plus cachées! Le larynx, la rétine, ne peuvent plus soustraire à nos regards leurs altérations les plus intimes, depuis que le laryngoscope et l'ophthalmoscope nous permettent de pénétrer jusqu'au plus profond de ces organes. Les modifications autrefois inappréciables du pouls nous sont aujourd'hui dévoilées par le sphygmographe, et, par l'étude des caractères des battements artériels, nous savons reconnaître les lésions du centre circulatoire, cause productrice de ces modifications L'examen chimique de l'urine éclaire d'un jour tout nouveau le diagnostic de certaines maladies, telles que l'albuminurie, le diabète, en même temps qu'il nous fait assister aux modifications nutritives que la maladie apporte dans l'organisme. Le microscope, nous permettant de distinguer les sédiments de l'urine, la composition des liquides pathologiques, des tumeurs, apporte un élément des plus précieux pour la connaissance des maladies. Les études thermométriques sur la chaleur donnent au pronostic des fondements d'une solidité extrême. L'application de l'électricité à la pathologie éclaire le diagnostic des paralysies de lumières nouvelles. C'est à la séméiologie, partie fondamentale de la pathologie générale, à nous tenir au courant du mouvement scientifique qui nous emporte avec une rapidité inconnue jusqu'à ce jour, et qui enrichit à chaque instant la science de nouvelles découvertes.

C'est ici encore que se placerait l'anatomie pathologique envisagée dans ses caractères les plus généraux, étudiant le mode de formation, de développement, des lésions de structure; discutant, par exemple, les théories du blastème et de la prolifération cellulaire, montrant l'importance relative des éléments constitutifs des tumeurs, etc.

Reprenant ensuite l'étude de la maladie, la pathologie générale la poursuit dans son évolution complète; elle étudie ses diverses phases d'incubation, de prodromes, d'invasion; ses périodes, ses types, son acuité ou sa chronicité, ses terminaisons par la convalescence ou par la mort. Elle recherche les modes divers d'association des états morbides entre eux, les complications, les antagonismes, et à chaque pas elle découvre des problèmes qu'elle seule est capable de résoudre.

Arrivée au diagnostic, la pathologie générale nous en fait comprendre toute l'importance; elle nous le montre comme une étape qu'il faut de toute nécessité franchir pour arriver à la thérapeutique, but suprême

de tous nos efforts. Elle nous enseigne les sources
auxquelles nous devons puiser pour connaître com-
plétement la maladie ; elle nous indique les difficultés,
les causes d'erreur, qui entravent cette opération de
l'esprit, et elle nous apprend à les surmonter. « Le
diagnostic médical, a dit M. Dupré, considéré dans sa
plus grande généralité, a pour objet de découvrir par
la pensée, au moyen de ce qui se voit, ce qui ne
tombe pas sous nos sens, et qu'il importe de constater
pour être utile au malade ; c'est l'art de connaître les
maladies et de les distinguer les unes des autres [1]. »
Pour être complet, le diagnostic doit s'attacher d'abord
à donner une notion exacte de l'état morbide, et ici
il se confond en quelque sorte avec la pathogénie, qui
n'est autre chose que la recherche du fait initial, et,
comme le disait Leibnitz, de la raison suffisante de
l'événement qu'il importe de connaître. En second
lieu, il doit étudier l'acte et ses variétés multiples, en
même temps que les retentissements généraux qu'il
soulève, les sympathies qu'il réveille. Le diagnostic a
enfin à s'enquérir des complications, des éléments
divers qui, à divers titres, peuvent se montrer à côté
de la maladie principale. La pathologie générale, comprenant l'utilité suprême d'une notion complète de la
maladie et de ses différents aspects, rappellera sans
cesse au praticien ces paroles du célèbre secrétaire

[1] Dupré, *Apprécier la valeur respective des sources du diagnostic médical,* etc., p. 4.

perpétuel de l'Académie de chirurgie : « Sans un diagnostic exact et précis, la théorie est souvent en défaut, et la médecine infidèle. »

Avec le pronostic, la pathologie générale a encore à soulever bien des problèmes qu'il appartient à elle seule de discuter. Le dogme de la faculté médicatrice, ce dogme que Montaigne dépeignait en termes si vifs quand il disait que la nature a bec et ongles pour se défendre, ce dogme si méprisé par les uns, et dont d'autres, au contraire, font la pierre angulaire de leur édifice médical ; l'appréciation de l'état des forces, l'utilité relative des maladies, de la fièvre, par exemple, à laquelle un auteur sorti de cette École dédiait son livre, affirmant ainsi les efforts curateurs de l'acte fébrile ; la curabilité et l'incurabilité envisagées au double point de vue des espèces morbides et des cas individuels : voilà autant de questions qui rentrent naturellement dans l'étude du pronostic. Vous vous rappelez avec quelle force et quelle puissance M. Jaumes abordait et résolvait ces hauts problèmes de pathologie générale.

Enfin, Messieurs, la thérapeutique, cette étiologie retournée, comme on pourrait l'appeler, ne renferme-t-elle pas des questions générales du plus haut intérêt ? Le premier problème qu'elle ait à résoudre, c'est celui de l'indication : sans indication, en effet, il ne peut y avoir de traitement rationnel ; sans elle, on

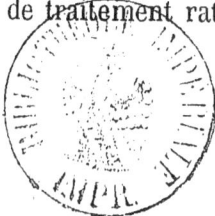

2

peut devenir un empirique plus ou moins heureux, on ne sera jamais un médecin capable de parer à toutes les éventualités de la pratique. Combien cette étude est supérieure à la méthode numérique, à la défense de laquelle M. Louis avait consacré tous ses efforts, mais qui, déjà fortement ébranlée par les attaques de d'Amador, tombe en ruine aujourd'hui de tous les côtés. La recherche des indications, supposant une connaissance approfondie des diverses parties constitutives d'une maladie, force la thérapeutique générale à s'occuper de cette grande doctrine des éléments qui a tant préoccupé Barthez, Fr. Bérard, M. Jaumes et d'autres auteurs contemporains. La question des méthodes, que l'illustre professeur de Montpellier avait si magistralement traitée dans la préface de son *Traité des maladies goutteuses*, et qui a survécu à toutes les révolutions thérapeutiques de notre époque, est encore un sujet non moins digne de captiver tout esprit généralisateur, et qu'un empirisme grossier ne retient pas dans ses chaînes. Enfin la connaissance des agents, des médications à laquelle peut être naturellement rattachée l'étude historique et critique des systèmes nombreux préconisés à diverses époques, compléterait l'ensemble des notions que la thérapeutique générale est obligée de nous fournir.

Que de questions qui viennent encore se ranger sous ces différents chefs! Quelle mine féconde à exploiter, et quel attrait pour celui qui ne se laisse pas détourner par les difficultés qu'il rencontre au début de cette étude ! Qu'on ne nous dise donc pas que la pathologie générale est une science vaine et inutile ! Qu'on ne la considère même pas comme un port de refuge destiné à abriter toutes les questions qu'on ne sait où placer ! Nous avons des prétentions plus élevées pour notre science, et c'est la rabaisser que l'envisager sous un point de vue aussi étroit, elle qui a le droit de se considérer, suivant les expressions de d'Amador, comme la science pathologique par excellence. Nul ne s'aviserait de faire le procès à la physiologie. Chacun comprend, en effet, l'immense intérêt qu'il y a pour le médecin à connaître la constitution de l'homme envisagé dans ses divers éléments, et chacun aussi veut pénétrer le mécanisme propre à chaque fonction. Ce que la physiologie fait pour l'état hygide, la pathologie générale veut le faire pour la maladie : elle aussi a la prétention d'étudier la constitution de la maladie, de soumettre à un contrôle sévère le mécanisme des actes pathologiques. C'est dire que, si nous voulons placer la pathologie générale sur le terrain philosophique, où elle trouve son développement naturel, nous ne croirons pas la rabaisser quand nous la ferons intervenir dans l'étude des phénomènes envisagés dans leurs caractères les plus généraux. Il est bon, en effet, que nous soyons retenus par l'étude du fait, si nous voulons rester sur le terrain pratique : sans ce lest, nous pourrions peut-être perdre pied et nous égarer dans ces régions nuageuses où règne en

souveraine l'imagination, mère naturelle de l'hypothèse.

L'utilité de la pathologie générale nous paraît donc
suffisamment démontrée par l'étude rapide que nous
venons de faire des sujets qui composent son domaine :
sa nécessité va devenir encore plus évidente, si nous
songeons au trouble et au chaos au milieu desquels se
débat aujourd'hui la science médicale. Un professeur
de cette École caractérisait, il y a quelques années,
la situation de cette époque de la manière suivante :
« Un coup d'œil jeté sur notre science, disait-il, nous
a permis d'affirmer qu'en ce moment sa construction
ou le remaniement de ses matériaux était une œuvre
collective. Nous sommes donc tous, à divers degrés,
acteurs et solidaires. Or, comme il n'est aucune loi
devant laquelle toutes les intelligences s'inclinent, et
que la diversité des tendances individuelles ne s'arrête
pas toujours devant l'évidence même ou devant la
vérité proclamée par le plus grand nombre, il en ré-
sulte que des appréciations provisoires, des proposi-
tions antagonistes, des fluctuations dans les opinions,
des tâtonnements dans les recherches, font inévita-
blement partie de notre ordre du jour scientifique [1]. »
Cette situation, si bien dépeinte par M. Benoît, ne s'est
pas modifiée : la même indépendance, la même insu-
bordination, règnent encore dans les esprits. Nous en

[1] Benoît, *Situation* (*Montpellier médical*), t. I, p. 72.

trouvons la preuve dans ce qu'écrivait récemment, en tête de l'œuvre médicale la plus considérable peut-être de notre époque, un homme dont les paroles méritent une considération particulière : « Il n'existe pas actuellement, dit M. Dechambre dans la préface du *Dictionnaire encyclopédique des sciences médicales,* du moins près de nous, une seule doctrine médicale autour de laquelle on parvienne à réunir un nombre de collaborateurs suffisant pour l'exécution de notre œuvre. La confusion est dans le camp des vitalistes ; leurs adversaires n'entendent pas tous l'organicisme de la même manière, et les organo-vitalistes ne s'entendent naturellement ni avec les uns ni avec les autres.... La science de la médecine s'est toujours trouvée mal à l'aise dans le moule des systèmes ; aujourd'hui elle le fait éclater de toute part, en le surchargeant coup sur coup d'apports imprévus. On l'accuse quelquefois de répandre autour d'elle et en elle la confusion ; non, elle met le désordre seulement où était un ordre artificiel [1]. » Au milieu de cette confusion étrange qui, en disséminant les efforts, leur enlève une sensible partie de leur valeur, la pathologie générale a une belle et utile mission à remplir. Elle seule, en effet, peut rétablir l'ordre ; elle seule peut découvrir le lien qui réunira tant d'efforts épars, et leur donnera une puissance plus considérable. Au

---

[1] Dechambre, Préface du *Dictionnaire encyclopédique des sciences médicales,* p. xxxv.

moyen de quel principe parviendra-t-elle ainsi à rallier tant de recherches multiples, souvent contradictoires? Telle est la question que nous avons maintenant à examiner, et qui démontrera encore mieux, nous l'espérons, la valeur de la pathologie générale.

Ce principe, nous avons hâte de le dire, c'est celui de la causalité vitale bien comprise. Il faut partir de cette idée que le système vivant agit avec spontanéité, que la vie n'est pas un résultat, et que, par conséquent, la maladie n'est pas davantage la conséquence nécessaire et fatale de l'action des agents extérieurs. Cette spontanéité, avec la faculté que possède le système vivant de résister aux influences venues du dehors, explique, ainsi que nous l'avons déjà dit, la contingence des phénomènes vitaux, fait avec lequel il faut toujours compter. Nous savons bien que la physiologie moderne a sur la causalité vitale des idées différentes, qu'elle croit trouver la cause initiale et productrice des faits morbides dans ce qui n'est réellement qu'une lésion et qu'un phénomène. Mais, bien que cette manière de voir s'appuie sur des travaux dont il est impossible de ne pas reconnaître toute la beauté et tout l'intérêt, il faut savoir cependant repousser la doctrine qu'ils ont inspirée. Qu'on ne nous dise pas que le diabète, par exemple, reconnaît pour cause une exaltation de la fonction glycogénique du foie, l'existence d'un principe nouveau qui transformerait les féculents en sucre, un défaut d'alcalinité du sang ou toute autre modification de l'organisme : ce ne sont là, en effet, que des conséquences d'une action encore inconnue, il est vrai, qu'un résultat d'une cause plus générale. Ce sont des phénomènes qui peuvent donner l'explication de plusieurs autres symptômes ; mais aucun ne constitue la cause primitive, celle que doit rechercher le thérapeutiste. Qu'on ne prétende pas davantage que la dyspepsie est la conséquence de l'altération du suc gastrique. Si cela est vrai, et nous l'admettons pour un grand nombre de cas, nous sommes cependant en droit de demander quelle est la cause de cette altération, de cette perversion. C'est donc là une pathogénie pour le moins incomplète, et dont les résultats sont loin de répondre aux prétentions de ses auteurs.

La manière dont nous comprenons la causalité vitale, en refusant au phénomène matériel le droit d'être considéré comme cause primordiale, agrandit ainsi le domaine de notre science ; elle nous oblige, en effet, à considérer l'homme sous toutes ses faces, à l'étudier dans ses divers éléments ; elle tient compte du milieu où il se meut, et fait la part de toutes les conditions qui se présentent à l'observation. En même temps, elle restitue à chaque élément sa véritable valeur ; embrassant le phénomène aussi bien que la cause, elle sait rendre à chacun de ces deux termes la place qui lui revient. Reportons-nous, par exemple, à la distinction que nous établissions plus haut entre l'état et l'acte morbide : la notion de causalité démontre aussitôt l'intérêt exceptionnel qui s'attache à la connaissance de l'affection. Que nous importera, en effet, de savoir qu'un individu est atteint de congestion cérébrale, si nous ignorons que cette congestion n'est que le résultat d'une affection plus générale et encore inconnue dans son essence, l'affection marématique ou à quinquina ? Et cette connaissance indispensable pour le traitement, ce n'est pas l'étude du phénomène qui nous la donnera ; nos sens ne nous permettraient jamais d'y arriver, si le raisonnement, venant à leur aide, ne cherchait dans l'étiologie, dans la marche de la maladie, les éléments certains du diagnostic. Or n'est-ce pas à la pathologie générale que nous devons cette notion si éminemment pratique, et dont M. Chauffard avait bien compris toute l'importance quand il disait : « S'il fallait choisir entre un jugement assuré de l'affection avec connaissance incomplète des symptômes et des lésions, et une complète connaissance de ces dernières avec un jugement nul ou erroné de la première, il faudrait préférer le jugement de l'affection. Ne vaut-il pas mieux connaître la cause et méconnaître une part des effets qu'elle provoque et qui lui sont toujours soumis, que de voir les effets et d'ignorer la cause qui les produit ? Que sont ceux-ci sans la cause, sinon lettre morte, apparence qui ne tient à aucune réalité [1] ? »

En assignant ainsi à chaque fait la valeur qui lui

[1] Chauffard, *loc. cit.,* p. 366.

est propre, notre pathogénie fait cesser toute confusion, tout chaos ; il n'y a plus qu'un ensemble parfaitement harmonique, dans lequel chaque élément remplit son rôle naturel et véritable.

Mais, Messieurs, pour arriver à de telles conceptions, un effort est nécessaire : or, il est inutile de se le dissimuler, notre époque n'aime pas les généralisations, le culte du fait l'emporte vers les régions prétendues positives de la science ; elle ne sait plus s'élever au-dessus du phénomène pour contempler la cause, sans laquelle cependant le fait s'évanouit et perd toute valeur. C'est là une tendance qu'il faut combattre ouvertement : à la pathologie générale appartient encore ce droit, incombe ce devoir. « Il faut protester, dit M. Delioux de Savignac, contre cette école qui se croit l'école des faits, parce qu'elle s'abstient de les réunir en principes généraux. Eh ! nous en sommes, nous aussi, de l'école des faits : une science ne saurait être en dehors d'eux, ni *à fortiori* en désaccord avec eux. Mais un fait, un fait médical surtout, ne peut être admis au nombre des faits scientifiques, que s'il ne se heurte ni ne contredit les principes généraux, lesquels ne sont après tout que la systématisation de tous les faits légués par les âges ; ou bien alors il faut à son sujet refaire toute la science *ab ovo*, et cela n'est légitime que si le fait en question se présente entouré de vérifications aussi nombreuses qu'incontestables [1]. »

[1] Delioux de Savignac, *Principes de la doctrine et de la méthode en médecine. (Gaz. méd.,* 1860, p. 532.)

Oui, nous protesterons, parce que nous savons que l'école des faits arrête en nous tout élan vers les recherches supérieures des principes, parce que, suivant l'expression de Fr. Bérard, elle anéantit tout génie médical, et ne laisse tout juste que l'esprit qu'il faut pour ouvrir un cadavre ou pour faire une histoire niaisement exacte des maladies individuelles.

Voyez, par exemple, comment l'école que nous combattons comprend les maladies mentales. Ici, bien souvent l'anatomie est impuissante à nous dévoiler la moindre trace d'altérations organiques. M. Axenfeld a beau dire que, dans les névroses les plus pures, alors que la lésion reste inconnue, nous avons cependant le droit de la supposer et même la tentation de l'affirmer, il n'en est pas moins vrai que nous devons défendre à notre imagination de dépasser les données de l'observation, et que nous sommes encore forcés d'admettre l'existence d'affections nerveuses sans altération. L'école du fait ne peut se résoudre à accepter ce dogme ; mais nous, qui savons qu'au-dessus de l'instrument existe un principe d'intelligence, nous admettrons sans peine que, sous l'influence des causes morales qui troublent profondément l'action de cette force, une altération purement fonctionnelle puisse se manifester. Notre méthode de raisonnement nous permet donc d'affirmer l'indépendance et la supériorité hiérarchique du principe sur l'instrument. Ecoutez ce que dit sur ce sujet un auteur dont certes vous ne récuserez pas l'autorité. « Dans le plus beau

de ses dialogues, Platon, dit M. Janet, après avoir
mis dans la bouche de Socrate une admirable démonstration de l'âme et de la vie future, fait parler
un adversaire qui demande à Socrate si l'âme ne
serait pas semblable à l'harmonie d'une lyre, plus
belle, plus divine, plus grande que la lyre elle-même,
et qui cependant n'est rien en dehors de la lyre, se
brise et s'évanouit avec elle. Ainsi pensent ceux pour
qui l'âme n'est que le résultat des actions cérébrales;
mais on oublie qu'une lyre ne tire pas d'elle-même et
par sa propre vertu les accents qui nous enchantent, et
que tout instrument suppose un musicien. Pour nous,
l'âme est ce musicien, et le cerveau est l'instrument
qu'elle fait vibrer. Je sais, continue M. Janet, que
Broussais s'est beaucoup moqué de cette hypothèse
d'un petit musicien caché au fond du cerveau; mais
n'est-il pas plus étrange et plus plaisant de supposer
un instrument qui tout seul exécuterait, bien plus,
composerait des symphonies magnifiques [1]? » Notre
manière de raisonner n'est-elle pas, je vous le demande, plus conforme aux faits, et la plus saine logique
ne l'impose-t-elle pas à la raison de chacun?

Nous nous efforcerons donc de connaître la cause,
et c'est à la pathologie générale que nous demanderons
les lumières nécessaires pour nous éclairer dans cette
recherche. Je ne puis résister au désir de vous citer

---

[1] P. Janet, le Cerveau et la Pensée, p. 7.

encore les nobles paroles dans lesquelles M. Chauffard
a traduit cette pensée : « On a perdu au travail orga-
nicien le sens général des actes morbides, l'unité,
lumière et vie des phénomènes vitaux ; et l'activité
égarée de ce temps ne nous a livré que matériaux
épars, qu'éléments muets des choses. Mais que notre
génération retrouve l'esprit des réalités, et qu'elle
en anime le mobile milieu des apparences ; qu'elle
marche vers l'immuable, sans craindre de perdre
la possession des éléments variables, des phénomènes ;
qu'elle sache que ceux-ci lui sont pour toujours
acquis, et qu'ils se multiplieront quand même, par
un labeur auquel ne manqueront ni les bras ni les
soins ; qu'elle s'adonne à conquérir l'intelligence
des notions souveraines ; qu'elle s'inspire à la médi-
tation de la conception grecque, et l'applique aux
résultats acquis de l'analyse phénoménale, et une
époque nouvelle et glorieuse nous sera donnée! On
ne sera plus devant une unité trop souvent confuse et
incertaine, se mêlant peu aux détails de la maladie,
perçue synthétiquement, mais non étudiée dans la série
des phénomènes qu'elle entraîne. On atteindra à une
unité d'un dessin plus arrêté, poursuivie dans le développement de la pluralité qui lui appartient, et se
réalisant, d'après une marche réglée, sous les conditions d'activité qui lui sont inhérentes. La connaissance du diagnostic général et celle du diagnostic
local s'entr'aideront. La médecine à ce jour jouira de
toute sa certitude, et par conséquent de toute sa

puissance. Combien la science actuelle en sera régé-
nérée!.... La pathologie générale sera replacée sur
son véritable terrain, celui des rapports de l'unité
et de la phénoménalité dans les maladies, l'une se
subordonnant à l'autre, tout en se développant par
celle-là même[1]. »

Ce n'est, en effet, qu'à cette double condition que
nous pourrons avancer d'un pas ferme et assuré dans
la recherche de la vérité, et que chacun des progrès
accomplis servira à consolider l'ensemble des données
constitutives de la science. D'une part, et en premier
lieu, des recherches incessantes et multipliées agran-
diront le domaine des faits ; elles empêcheront ces
généralisations rapides qui ne conduisent que trop
souvent à de cruelles déceptions, et qui ne sont pour
l'ordinaire que de véritables fantasmagories. Nous
savons, en effet, que, comme l'a dit un auteur célèbre, la raison est un instrument vague, voltigeant,
qu'on tourne de toutes manières comme une gi-
rouette, qu'on peut aussi comparer avec Montaigne à
*une règle de plomb et de cire changeable, ployable et
accommodable à tous biais et à toutes mesures,* et nous
sentons dès lors le besoin de modérer ses écarts par
une observation rigoureuse des faits.

Mais, d'une autre part, les faits resteraient muets
si le souffle philosophique ne venait les animer. « Le
jour, dit M. Haspel, où la philosophie fera briller sa

[1] Chauffard, *loc. cit.,* p. 372.

lumière bienfaisante et salutaire dans l'étude des
sciences médicales, elle éclairera un véritable chaos,
et vous apprendra, enfin, à retrouver votre chemin,
à vous conduire dans ce dédale incohérent [1]. » Et
M. Jaumes, sur l'autorité duquel nous aimons tant à
nous appuyer, exprimait encore plus fortement la
même pensée quand il disait : « Ma chaire serait donc
une chaire de pathologie philosophique? Oui , cer-
tainement, répondait-il. La philosophie d'une science
n'est pas autre chose que l'étude des principes de
cette science. Ramener les espèces morbides à leurs
principes, c'est les étudier philosophiquement. La
pathologie générale est donc la philosophie de la
pathologie [2]. »

Qu'on ne nous dise pas que nos conceptions sont de
pures hypothèses, que les données de la philosophie
ne reposent que sur des bases conjecturales ! Nous
sommes de ceux qui croient aux faits de conscience,
et qui leur attachent une aussi grande valeur qu'aux
phénomènes fournis par les sensations. Nous sommes
de ceux qui pensent qu'un raisonnement établi sur
des faits dont une observation rigoureuse a établi la
parfaite exactitude a une aussi grande valeur que le
fait lui-même; et quand nous affirmons, par exemple,

[1] Haspel, des Méthodes en médecine (Gaz. méd. 1860,
p. 339).
[2] Jaumes, loc. cit., p. 397.

l'existence d'une affection générale curable par le
quinquina, et cause productrice de tous les phénomènes pernicieux que nous observons, nous croyons
à la vérité absolue de ce fait, autant que si nous en
avions la démonstration anatomique, autant que si
nos sens, et non notre intelligence, nous en avaient
démontré l'existence. Non, Messieurs, appuyés sur la
double base de l'expérience et du raisonnement, nous
ne craignons pas de nous égarer ; nous sommes con-
vaincus que nous resterons sur le terrain de la vérité,
non de l'hypothèse. L'hypothèse, savez-vous où elle
se trouve ? N'est-ce pas plutôt dans les enseignements de cette école qui s'appelle avec présomption
positiviste, et qui ne peut donner aucune démonstration absolue des opinions qu'elle avance avec tant
d'orgueil ? L'hypothèse, ne la retrouvez-vous pas dans
certaines des assertions con tenues dans quelques-unes
de ces thèses autour desquelles, dans ces derniers
temps, on a fait un bruit exagéré et regrettable de
tous points ? L'hypothèse, ne la retrouvez-vous pas
dans ces théories qui font dépendre la perception des
idées, le jugement, le raisonnement, la mémoire, de
l'accumulation et de la transformation des sensations
au sein des cellules nerveuses ? La pathologie générale
vous apprendra à éviter ces conceptions hardies ,
fruit de l'imagination, non du raisonnement.

Croyez-nous, Messieurs, la méthode que nous vous
offrons est plus sûre, parce qu'elle fait appel à toutes

les facultés de notre esprit, aussi bien qu'aux per-
ceptions fournies par les sens, parce qu'elle s'appuie
sur les phénomènes sensibles aussi bien que sur les
faits de conscience ; et, si Dieu a donné à l'homme des
facultés multiples, ce n'est pas pour en laisser quelques-unes dormir d'un sommeil coupable; non, toutes
doivent être appelées à l'activité : c'est la seule manière de comprendre et d'étudier la science que nous
sommes chargé de vous enseigner. Suivez-nous donc
dans la voie où nous vous appelons, faites appel à
toutes les données de votre intelligence; ne vous laissez
pas arrêter par le fait lui-même ; élevez-vous au-
dessus de lui, pour le féconder, le compléter, par la
notion de cause. Vous protesterez ainsi contre l'accu-
sation de matérialisme jetée trop légèrement, il y a
quelques jours, à la face de tous les médecins de France;
vous montrerez que, si sur la terre des Chicoyneau,
des Desgenettes, des Delpech, le dévouement, l'abné-
gation, sont des vertus héréditaires dans le corps médical, c'est que nous savons puiser ces sentiments aux
sources qu'on nous accuse de méconnaître ; vous
prouverez enfin que le spiritualisme en médecine peut
allier la connaissance la plus approfondie des faits à la
possession des principes les plus élevés.

Un mot, et je termine. Quand M. Guizot, alors
ministre de l'instruction publique, demanda au roi la
création d'une chaire de pathologie générale à Montpellier, voici dans quels termes il s'exprima : « Sire, la

Faculté de médecine de Montpellier, déjà célèbre
dans le moyen âge, a été pendant plusieurs siècles sans
rivale en Europe. Sauvages, Astruc, Bordeu, Gri-
maud, Fouquet, Barthez et tant d'autres médecins
illustres, versés dans l'étude des lettres et de la philosophie, ont imprimé à son enseignement un carac-
tère qui en fait la force. C'est par les recherches des
principes les plus élevés de la médecine, considérée
comme science et comme art, et par la haute critique historique et philosophique des divers systèmes,
que la Faculté de Montpellier s'est constamment dis-
tinguée des autres grandes Écoles médicales. Il importe, Sire, de lui conserver cette originalité propre.
C'est pour atteindre ce but qu'il me paraît nécessaire
de créer à Montpellier une chaire de pathologie et
de thérapeutique générales, dont l'objet sera l'enseignement philosophique des vérités générales de la
science. Cette chaire a déjà existé dans la Faculté de
Montpellier, sous la dénomination d'instituts de médecine. »

Notre passé, notre présent justifient ces paroles,
et de ce fait je tire des réflexions encourageantes. S'il
est certain qu'ici, livres, traditions, habitudes intel-
lectuelles, souvenirs, exemples vivants, viennent en
aide au professeur de pathologie générale, pourquoi
craindrais-je d'aborder les problèmes de la maladie ?
Avec de pareils secours, je me sens fortifié et plein
d'espoir. Marchons donc avec confiance. Excités l'un
par l'autre, appuyés ensemble sur l'École, *alma parens,*

à qui tout l'honneur doit être rapporté, nous surmon-
terons les difficultés de nos tâches respectives et nous
atteindrons, vous et moi, le but souhaité de nos efforts [1]. »

Ces dernières paroles sont celles que nous faisait
entendre, il y a déjà plusieurs années, le Maître vénéré
que je suis chargé aujourd'hui de remplacer auprès
de vous. En les lui empruntant, j'ai voulu me placer
sous la protection de son souvenir; je sais de quelle
affection vous l'entouriez : c'est en son nom que je
vous demande de m'accorder votre sympathie.

---

[1] Jaumes, *loc. cit.* p. 410.

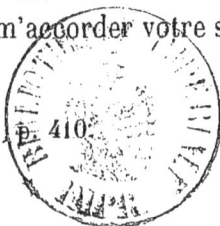

Montpellier, impr. Gras.

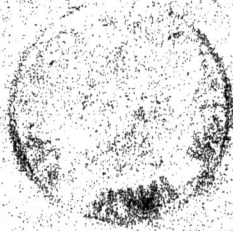

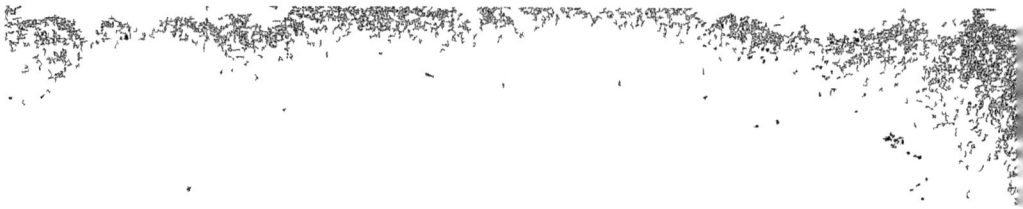

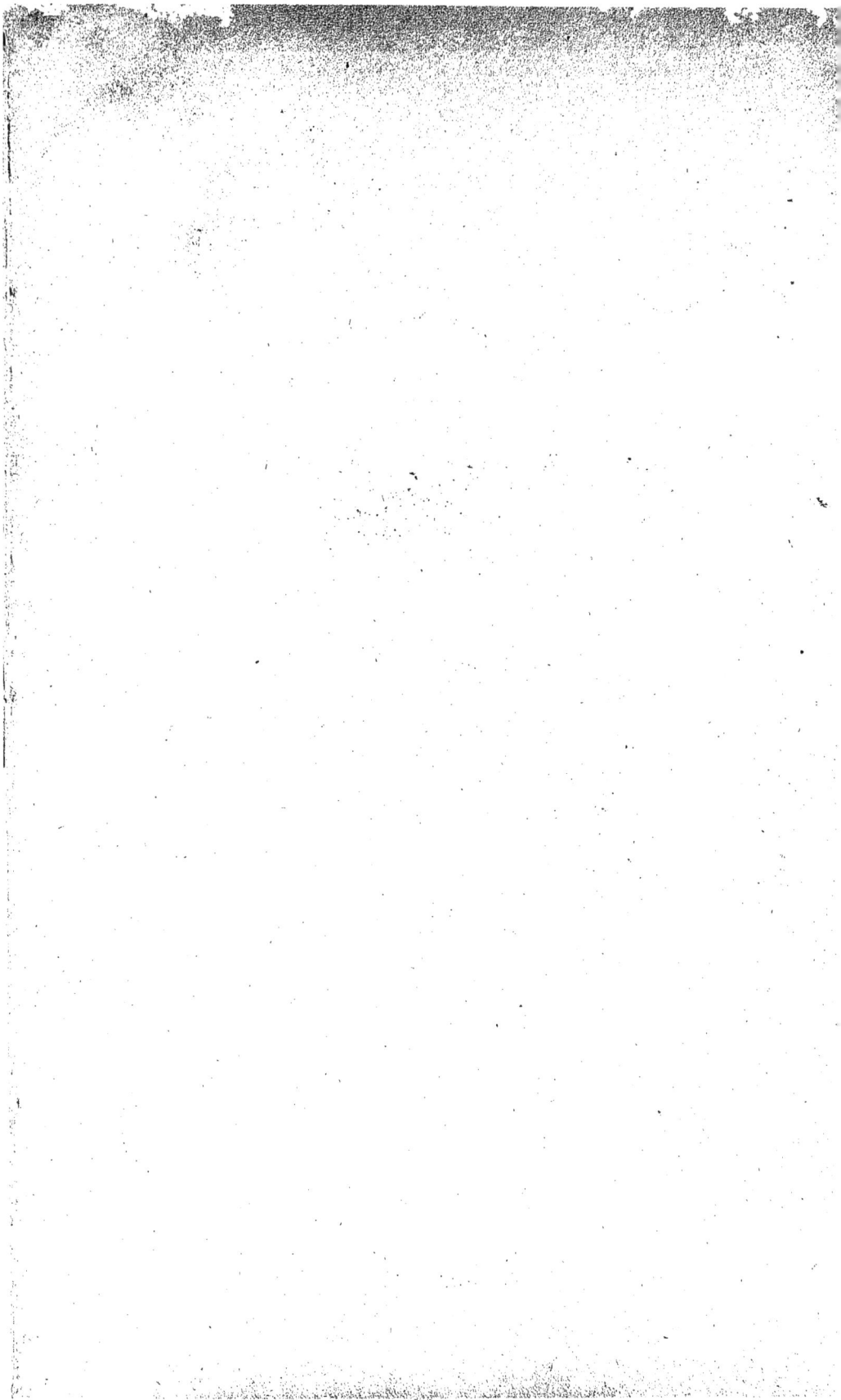